PUBLICATIONS DU *PROGRÈS MÉDICAL*

COMPLEXUS SYMPTOMATIQUE

CONSTITUÉ PAR DE L'APHAGIE

(REFUS DE MANGER)

ALALIE

(REFUS DE PARLER)

ET ASTASIE - ABASIE

Guéri par la suggestion forcée

PAR

Le Dʳ CARYOPHYLIS

Professeur agrégé à l'Université d'Athènes.
Ancien interne provisoire des Hôpitaux de Paris.

PARIS

AUX BUREAUX DU
PROGRÈS MÉDICAL
14, rue des Carmes, 14

E. LECROSNIER et BABÉ
ÉDITEURS
Place de l'École-de-Médecine

1892

COMPLEXUS SYMPTOMATIQUE

CONSTITUÉ PAR DE L'APHAGIE

(REFUS DE MANGER)

ALALIE

(REFUS DE PARLER)

ET ASTASIE - ABASIE

Guéri par la suggestion forcée.

OUVRAGES DU MÊME AUTEUR.

—

Communications à la *Société anatomique de Paris.*

*Atrophie du rein droit consécutive à une compression de l'u-
retère par des ganglions tuméfiés de la fosse iliaque droite.
(Bullet. de la Société Anatomique de Paris,* juin 1888).

*Cancer du rectum propagé à la vessie. — Communication des
deux cavités rectale et vésicale. — Endocardite chronique
calcifiée des valvules mitrale et aortiques. — Endartérite et
oblitération par thrombose de deux artères fémorales et de
leurs branches terminales.*

*Squirrhe du pylore non ulcéré et à marche lente, propagation
au péritoine, à ses lobules graisseux, aux parties de l'intestin
et au foie (Bulletin de la Société anatomique de Paris,*
juin 1889).

Fibrolipome du cœur.

Sillons diaphragmatiques du foie.

*Tuberculose chronique avec pneumonie fibreuse interstitielle
des sommets du poumon. Cancer latent du pylore.*

*Tuberculose intestinale. — (Bulletin de la Société Anatomi-
que de Paris,* mars 1889).

*Tuberculose ayant commencé par des phénomènes de pneu-
monie aiguë et des hémoptysies répétées. — Transmission au
pharynx, au larynx, aux ganglions carotidiens et sus-clavi-
culaires. — Tuberculose intestinale généralisée secondaire.
— (Bulletin de la Société Anatomique de Paris,* juillet 1889).

PUBLICATIONS DU *PROGRÈS MÉDICAL*

COMPLEXUS SYMPTOMATIQUE

CONSTITUÉ PAR DE L'APHAGIE

(REFUS DE MANGER)

ALALIE

(REFUS DE PARLER)

ET ASTASIE-ABASIE

Guéri par la suggestion forcée

PAR

Le Dr CARYOPHYLIS

Professeur agrégé à l'Université d'Athènes.
Ancien interne provisoire des Hôpitaux de Paris.

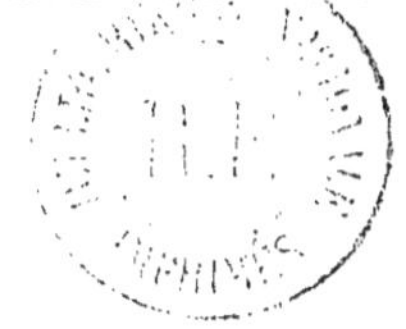

PARIS

AUX BUREAUX DU
PROGRÈS MÉDICAL
14, rue des Carmes, 14

E. LECROSNIER et BABÉ
ÉDITEURS
Place de l'École-de-Médecine

1892

COMPLEXUS SYMPTOMATIQUE

CONSTITUÉ PAR DE L'APHAGIE

(REFUS DE MANGER)

ALALIE

(REFUS DE PARLER)

ET ASTASIE - ABASIE

Guéri par la suggestion forcée.

Le malade, Nicolas M..., âgé de 13 ans, appartient à une des meilleures familles d'Athènes. Fils unique avec deux autres sœurs dans sa famille était toujours gâté par celle-ci. Son grand-père maternel a passé par les plus hautes positions de la société, professeur de droit à l'Université d'Athènes, très distingué, un peu vif cependant dans ses discours et son enseignement, ce qui l'a fait sortir prématurément de l'Université, membre correspondant de l'Académie des sciences de Paris, est mort il y a quelques années. Sa mère, durant la maladie de son fils, étant devenue mélancolique avec des idées religieuses, est morte (probablement suicidée). Son père est professeur à l'Université d'Athènes et auteur de plusieurs ouvrages remarquables.

Le petit malade allait déjà à l'école lorsque, vers le mois de novembre 1888, on s'est aperçu qu'il ne voulait pas manger — c'était, au dire de sa grand'mère (elle le supposait au moins), pour ne pas aller à l'école. — Depuis ce temps, l'enfant a commencé à pâlir petit à petit et ses forces le quittaient. Au début, il mangeait encore des fruits (figues, petits pois secs grillés, pêches, etc.), mais point de pain, ni viande comme avant. Il buvait de l'eau. A partir d'une certaine époque, il refusait toute nourriture sauf une glace (c'était la saison d'été) qu'il mangeait dans l'espace de 24 heures. C'est cette glace qui lui tenait lieu de tout aliment. En même temps, il a commencé à ne pas parler, sinon de temps à autre, et cela très rarement, jusqu'à ce qu'il fût arrivé à un mutisme absolu. Le fonctionnement de son larynx était intact, parce qu'il pouvait pousser des cris, ce qu'il faisait assez volontiers, comme nous verrons plus bas. Donc, ce qui manquait, c'était la parole articulée. Depuis plusieurs mois avant notre visite, il ne prononçait pas un mot. Il y avait des moments, lorsqu'on le contrariait, où le malade simulait des contractions, faisait des contorsions de toute espèce, se tirait les cheveux, saisissait son larynx pour s'étrangler, frappait sa tête au mur, etc. Il passait la plupart de son temps étendu sur un canapé, muet et regardant le plafond, insensible à toutes les caresses de ses sœurs et aux injonctions de ses parents, et à partir d'un certain moment, il ne se levait plus pour marcher. Il remuait bien ses bras et ses jambes étant couché, mais pour marcher ne voulait plus en entendre parler. Bien des fois on a appelé des médecins, mais lorsque le malade les voyait ou les entendait même venir, il commençait ses cris et ses contorsions et il inspirait à ses parents une telle peur que ceux-ci, craignant qu'il ne lui arrivât quelque accident, évitaient d'appeler le médecin, ou, s'ils s'y décidaient, il leur fallait prendre de grandes précautions ou employer toutes sortes d'artifices pour le mener près de lui.

La première fois que nous avons vu le malade, c'était le 30 juillet 1890 ; il y avait environ 20 mois que durait l'état que nous avons précédemment décrit. De concert au préalable avec le père, nous sommes allé chez lui en donnant un autre motif à notre visite. Le malade était couché sur le dos, étendu sur un canapé et ayant l'air de ne pas faire attention à ce qu'on disait. Toutefois, en observant bien, on surprenait des coups d'œil en-dessous, que jetait le malade de temps à autre, qui signifiaient bien qu'il ne restait pas tout à fait étranger à la conversation. En nous adressant à la fin directement à lui, nous demandons quelques explications sur sa maladie ; il ne nous donne d'abord aucune réponse, mais en voyant notre insistance et ayant compris qu'il était en face d'un médecin il commence à pousser des cris, à contracter ses membres supérieurs et inférieurs et les muscles de son visage, à frapper sa tête au mur, il se tirait les cheveux, se mordait à différents endroits du corps et, en criant, regardait ses parents d'une façon significative en implorant pour ainsi dire notre éloignement.

Le malade était très pâle et excessivement maigre, ce qui se conçoit d'ailleurs, puisque depuis déjà deux mois il ne prenait guère pour toute nourriture qu'une glace dans les 24 h. ; son haleine était fétide, repoussante ; il paraissait jouir de tous les mouvements de ses membres et de son tronc, à en juger par les contorsions énergiques qu'il exécutait ; un examen plus détaillé du malade tant au point de vue de la motilité que de la sensibilité, on le comprend, n'était guère facile après ce qui a été dit plus haut de sa désobéissance absolue. Pourtant, comme nous le verrons plus bas, sa sensibilité paraissait intacte également au moins en grande partie. La plupart du temps, il gardait les yeux demi-clos.

Son père, après avoir essayé tous les moyens de traitement, désespéré de l'état de son fils, nous l'a confié avec l'autorisation absolue de faire ce que nous croyions nécessaire. Tout d'abord, nous avons insisté près du père pour l'isolement complet du malade et son éloignement absolu de la famille, pour pouvoir entreprendre son traitement. Mais comme nous avons vu que l'isolement tel que nous le comprenions serait très difficile, nous nous sommes décidé à essayer l'hypnotisme. Le 1er août 1890, nous allons chez M. M..., avec l'intention d'hypnotiser le malade ; mais celui-ci ne voulait en aucune façon s'y soumettre, avait même recommencé la même scène que nous avons décrite plus haut. On ne pouvait donc songer à employer d'autre moyen d'hypnotisation que celui de Lassègue, usité à la Salpêtrière (légère compression des globes oculaires avec les doigts). Nous disons d'abord aux parents de sortir de la chambre, après quoi nous essayons de commencer l'hypnotisation. Une véritable lutte eut lieu entre le malade et nous. Nous lui avons saisi les deux mains avec l'une des nôtres, ses deux membres inférieurs entre nos jambes et, avec l'autre de nos mains, tenant sa tête immobile, nous pressions en même temps les globes oculaires et tâchions de l'endormir. Cette séance a duré près de deux heures environ sans discontinuité, temps pendant lequel le malade poussait des cris aigus et très forts : i...i...i..., tandis que nous lui répétions sans cesse l'ordre suivant : « Tu mangeras, tu parleras et tu marcheras. » Durant l'expérience le malade n'a présenté aucune trace d'hypnose, pas même le moindre signe de ce qu'on appelle le petit hypnotisme. Après de continuels efforts de deux heures, fatigué, nous abandonnâmes le malade et, en partant, nous lui répétâmes pour la dernière fois impérieusement et à haute voix qu'il mangerait, qu'il parlerait et qu'il marcherait et que nous allions revenir.

Le lendemain à 9 h. 1/2 du matin nous revenons auprès du malade qui, dès qu'il nous a vu, a recommencé ses cris et ses contorsions habituelles, de sorte que nous avons été obligé de mettre en usage le même procédé que la veille : nous l'avons saisi et, en le tenant bien, nous lui avons fermé les yeux en comprimant légèrement les globes oculaires et en lui répétant à plusieurs reprises les mêmes injonctions : « Tu mangeras, tu parleras et tu marcheras. » Le malade a montré cette fois aussi la même insoumission que la veille et poussait durant la séance les cris aigus : i...i...i... La durée de cette séance fut d'une heure et demie environ. Comme nous disions au malade pendant l'expérimentation qu'il dormirait, celui-ci à un certain moment faisait semblant de dormir, pour nous tromper certainement, ayant les membres en résolution et les yeux fermés ; nous disons qu'il faisait semblant et qu'il ne dormait pas réellement, parce qu'il ne présentait alors aucun signe somatique d'un des trois états du grand hypnotisme et parce que, quand, après l'avoir laissé tranquille un moment pour voir, nous avons voulu lui presser de nouveau les yeux, il recommença ses cris : i...i...i... A 11 heures, c'est-à-dire après des tourments d'une heure et demie, nous abandonnâmes le malade étendu sur le canapé et grognant. Dans le courant de l'expérimentation, nous avons été persuadé que la sensibilité était intacte, au moins sur les parties du corps qui étaient découvertes, parce que le malade, lorsque des mouches se posaient sur ses lèvres ou sur son visage, par exemple, les chassait et que par des mouvements significatifs témoignait alors la sensation désagréable que lui causaient des gouttes de sueur tombant sur sa peau. Le jour suivant, nous avons répété la même expérience pendant une heure avec la même intolérance de la part du malade, les mêmes désagréments et sans plus de succès que les trois précédentes. Celle-ci était la troisième séance. Ce jour même le malade a parlé à ses parents et a demandé qu'on le montât au premier étage de la maison — il était à l'entresol — en s'imaginant très probablement pouvoir se soustraire à notre poursuite.

Le lendemain, quand nous sommes revenu, nous avons trouvé le malade couché sur le dos, regardant au plafond et ne parlant pas. Nous avons de nouveau posé les doigts sur ses yeux pour répéter l'expérience, mais aussitôt il a recommencé à crier et à articuler pour la première fois quelques mots : « Laissez-moi, je ne veux pas. » Prenant courage de ce commencement de succès, parce que, comme nous l'avons dit plus haut, le malade depuis longtemps déjà n'avait prononcé aucun mot, nous l'avons ressaisi comme les autres fois et, en le tenant en expérience d'hypnotisation forcée pendant une heure et demie, nous lui avons répété sept fois les mêmes injonctions : qu'il faut manger, bien parler, se lever pour marcher et jouer avec les autres enfants.

Le 3 août, le père du malade vient nous trouver et nous dire que celui-ci a parlé et a avoué qu'il avait quelquefois faim, mais qu'il faisait exprès de ne pas manger, en ajoutant que si on lui promettait que le médecin ne viendrait plus, il mangerait. Il a commencé en outre à jouer et à rire avec ses sœurs, ce qu'il n'a jamais fait depuis qu'il se trouvait dans cet état.

Le lendemain nous ne sommes pas allé chez le malade, ayant voulu attendre pendant quelques jours le résultat de ce premier indice d'amélioration.

Quelque temps après, le père du malade vient nous trouver et nous dire que celui-ci parle bien, s'amuse avec ses sœurs et sur sa demande est sorti en voiture jusqu'au Phalère; il y avait environ deux ans qu'il n'était pas sorti de la maison. Outre cela, il a commencé à manger, mais seulement des fruits (figues, pêches, petits pois secs grillés); il n'y avait que la marche qui restait encore et à laquelle il ne voulait pas se décider.

Cet état, qu'on peut appeler satisfaisant, a duré un mois environ. Au bout de ce temps, comme nous voyions que l'amélioration constatée restait stationnaire, nous revenons près du malade le 7 septembre. A notre retour nous avons retrouvé le malade étendu sur le dos et sur le même canapé. Mais grande fut notre surprise quand nous avons vu son état général tout autre que celui que nous lui connaissions : le malade a gagné en embonpoint et en couleurs; sa face, qui était maigre et tirée, il y avait un mois, se remplissait ; son cou, auquel les muscles proéminaient, semblables à des cordes sous-tendant la peau, à cause de la disparition de la graisse sous-cutanée, était arrondi. A peine le malade nous a-t-il aperçu qu'il se mit à crier de nouveau, et, ayant glissé de dessus le canapé et se traînant sur le parquet, veut entrer sous ce canapé. On a voulu le faire soutenir par un aide par les aisselles pour le faire marcher, mais il laissait ses membres en résolution, il glissait et tombait par terre. Nous avons essayé d'abord de lui donner des conseils et de lui faire entendre raison en procédant avec douceur, mais nous nous sommes vite aperçu que c'était peine perdue; nous l'avons donc ressaisi entre nos jambes et recommencé le même manège qu'autrefois en essayant de l'hypnotiser et en lui répétant impérieusement *qu'il va dormir, qu'il va demander à manger du pain et de la viande et qu'il va se lever pour marcher.* La séance a duré une heure et demie environ, après quoi nous avons abandonné le malade n'ayant pu obtenir la moindre trace d'hypnose et nous sommes parti en lui certifiant que tout ce que nous lui avions dit devait se réaliser et que nous allions revenir.

Le lendemain un envoyé vient de la part du père nous prévenir que le petit malade a consenti à manger du pain et à se lever pour marcher et nous priait de renvoyer notre visite.

Le malade, en effet, depuis cette époque, se levait et marchait quand il voulait. L'amélioration n'a fait que s'accentuer dans la suite. Actuellement son état général est très bon, il mange mais pas de tous les mets, il garde toujours une certaine répugnance pour la viande et il préfère surtout les fruits et les saucisses, il marche bien également, il court même en vélocipède, il fait des petits voyages avec son père et il a commencé à aller à l'école.

Réflexions. — Nous croyons que notre observation est intéressante à plusieurs points de vue. Voilà un enfant qui descend d'une famille de lettrés, dont la mère est mélancolique et se suicide, enfant qui, nous ne savons à la suite de quoi, tout à coup se refuse à manger, à parler, à se tenir debout et à marcher. Il refuse de manger pendant près de deux ans et avec une telle obstination qu'à la fin il ne se nourrit qu'avec une glace, qu'il prend dans l'espace de 24 heures. Il devient maigre, presque squelettique, son haleine est fétide et à tel point que, nous nous en souvenons, lorsque pour la première fois nous nous sommes approché de lui, nous avons senti une vraie répugnance. Si cet état avait continué quelque temps encore, il l'aurait, nous n'en doutons pas, conduit à la mort. Nous nous rappelons, quand nous avions l'honneur d'être son élève, que notre maître, M. le Professeur Charcot, dans ses leçons à la Salpêtrière, en parlant de l'anorexie nerveuse, a cité un cas dans lequel l'issue a été fatale.

Pourquoi notre malade ne mangeait-il pas ? Est-ce parce qu'il ne pouvait pas, comme cela arrive à certains hystériques, femmes surtout, qui sont prises de contractions énergiques des muscles du pharynx et de l'œsophage ou même de l'estomac, contractions qui ferment le passage aux aliments ou les rejettent au dehors aussitôt avalés, ou parce qu'il ne voulait pas manger ? C'est cette dernière raison, il nous semble, qu'il faut invoquer dans notre cas. Le malade, d'ailleurs, l'avoue lui-même

à son père, un jour, dans le courant du traitement :
« J'ai faim parfois, dit-il, mais je fais exprès de ne pas
manger. » Il ne mangeait donc pas par caprice, comme
on dit, mais ce caprice, dans le cas présent, a atteint un
degré extraphysiologique, il est devenu maladie, et à
tel point que s'il avait continué encore quelque temps il
aurait conduit le malade à la mort.

Ce n'était pas tout, notre malade présentait une triade
pathologique dont les deux autres éléments restent
à examiner. Il ne parlait pas non plus ; il pouvait bien
crier, comme nous avons vu, ce qu'il faisait d'ailleurs
et même très fort à la moindre contrariété ; donc l'or-
gane de la phonation éteint sain et sauf et pouvait bien
fonctionner, seulement le malade ne voulait pas articuler des mots, il avait une *alalie*, il avait du mutisme,
mais non pas semblable au mutisme hystérique, qui
tient en grande partie au larynx, parce que ces malades
ne peuvent pas émettre de hauts cris. Le manque de
la parole de notre malade, croyons-nous, était dû
aussi, comme son aphagie, comme son astasie-abasie
que nous allons examiner bientôt, à une perversion de
la volition, à une sorte d'inhibition qu'exerçait la conscience capricieuse du malade sur son centre psychique
cortical de la mémoire de la parole, inhibition qui empêchait le fonctionnement de ce centre. Ces vues d'explication théorique nous ont été suggérées par un
fait caractéristique de l'histoire du malade, que nous
allons rapporter plus bas à propos de la discussion du
troisième symptôme ; de l'astasie-abasie.

Ce dernier syndrome a été observé chez notre malade
aussi d'une façon précoce. C'était une astasie-abasie
complète pouvant être classée au premier groupe, que
notre maître M. le Professeur Charcot rapporte dans
ses leçons. (*Leçons du Mardi à la Salpêtrière*, 1889,
p. 356, etc.), c'est-à-dire à l'astasie-abasie dite paraly-
tique ou parétique. Nous avons bien vu dans l'histoire
de notre malade que celui-ci dans la station couchée

pouvait exécuter tous les mouvements avec ses membres supérieurs et inférieurs en développant, même pour son âge, une grande force, ce que témoigne la lutte qu'il engageait toutes les fois qu'on voulait l'hypnotiser. Si l'on essayait de le mettre debout sur ses pieds, nous l'avons vu, il se laissait affaisser et tomber par terre comme une masse inerte. D'où venait cette impuissance du malade à se tenir debout et à marcher ? Il n'avait certainement pas de lésion organique de l'axe cérébro-médullaire de laquelle relevaient ces symptômes.

Nous avons essayé plus haut, à propos de l'alalie, de donner une explication théorique de notre cas. Le malade, selon nous, n'avait pas perdu la mémoire des mouvements nécessaires pour l'accomplissement de la marche et la réalisation de la station debout, non plus que la mémoire psychique des mouvements de la parole, mais ce qui empêchait l'accomplissement de ces actes (manger, parler, station debout et marche), c'était une sorte d'inhibition qu'exerçait le centre psychique supérieur de la conscience du malade sur ces divers centres psychiques secondaires de mémoire. Ce qui nous a fait accepter cette explication c'est le fait suivant : lorsque, après la suggestion forcée que nous avons appliquée dans ce cas, le malade avait commencé déjà à marcher un jour qu'il était sorti en compagnie de son père, ils rencontrent une personne connue d'eux, qui, en voyant le malade, s'approche de lui, et en lui serrant la main le complimente sur sa bonne santé ; à peine cette personne s'est-elle retournée en se séparant d'eux, que le petit malade, à cause d'une contrariété, s'affaisse par terre tout à coup et l'on a toutes les peines du monde à le relever.

Si nous avons cru devoir aborder l'explication théorique de notre observation, c'est parce qu'elle nous a semblé présenter des particularités intéressantes qui, ajoutées aux notions qui se trouvent si admirablement exposées dans les leçons sur l'astasie-abasie de notre maitre, M. le Pr Charcot, aux documents consignés dans l'excellent mémoire de notre ami M. le Dr Blocq (*Arch. de Neurologie*, n°s 43-44, 188), aux données qui se trouvent dans les leçons de M. le Pr Grasset (*Montpellier Médical*, 1889) et à l'observation de Ladame (*Arch. de Neurologie*, 1889), pouvaient contribuer à compléter l'histoire de cette intéressante affection dont la description n'est pas encore trop vieille.

Il faut observer également que notre observation diffère de la plupart de celles qui ont été publiées jusqu'à présent, non seulement parce que dans celle-ci le symptôme astasie-abasie paraît différent dans son essence, mais en outre parce que celui-ci se trouve combiné avec d'autres symptômes nerveux, l'aphagie et l'alalie.

En dernier lieu, le point de notre cas qui présente un véritable intérêt et que nous voulons surtout mettre en relief, c'est la guérison de ce complexus symptomatique par la *suggestion forcée.*

Le traitement par la suggestion de ces affections nerveuses dynamiques, nous l'avons appris près de notre maître à la Salpêtrière et nous l'avons bien des fois et souvent avec succès pratiqué sur des malades hystériques de cet hôpital, qui contient un vrai trésor de pathologie nerveuse ; mais ce qui est nouveau, croyons-nous, dans notre cas, c'est l'application de la *suggestion forcée à l'état de veille,* qui a amené la parfaite guérison de notre malade. A ce propos, nous ne croyons pas inutile de faire remarquer que tout le monde n'est pas hypnotisable comme veut bien le dire l'Ecole de Nancy, contraire à l'enseignement du maître de la Salpêtrière ; notre cas en est une nouvelle preuve ; on ne nous fera certes pas le reproche que nous ne savions manier notre malade, parce que pendant notre externat dans le service de M. Charcot, à la Salpêtrière, les hystériques et autres malades nerveux étaient à notre disposition, et

Dieu sait combien de fois nous avons essayé l'hypnotisme sur eux.

Sur notre malade, nous l'avons déjà raconté, nous avons insisté et à plusieurs reprises pendant une heure et demie et même deux heures sans pouvoir obtenir aucun effet appréciable d'hypnotisation. Peut-être avec une certaine raison peut-on nous faire observer que notre malade, ne voulant pas se soumettre à l'hypnotisme, on ne devrait pas s'attendre à un résultat meilleur. En tout cas nous pouvons conclure que chez notre malade la guérison est due non pas à l'hypnotisme, mais à *la suggestion forcée à l'état de veille*.

Paris. — Imp. V. Goupy et Jourdan, rue de Rennes, 71.